D1751129

LIBRETTO SANITARIO

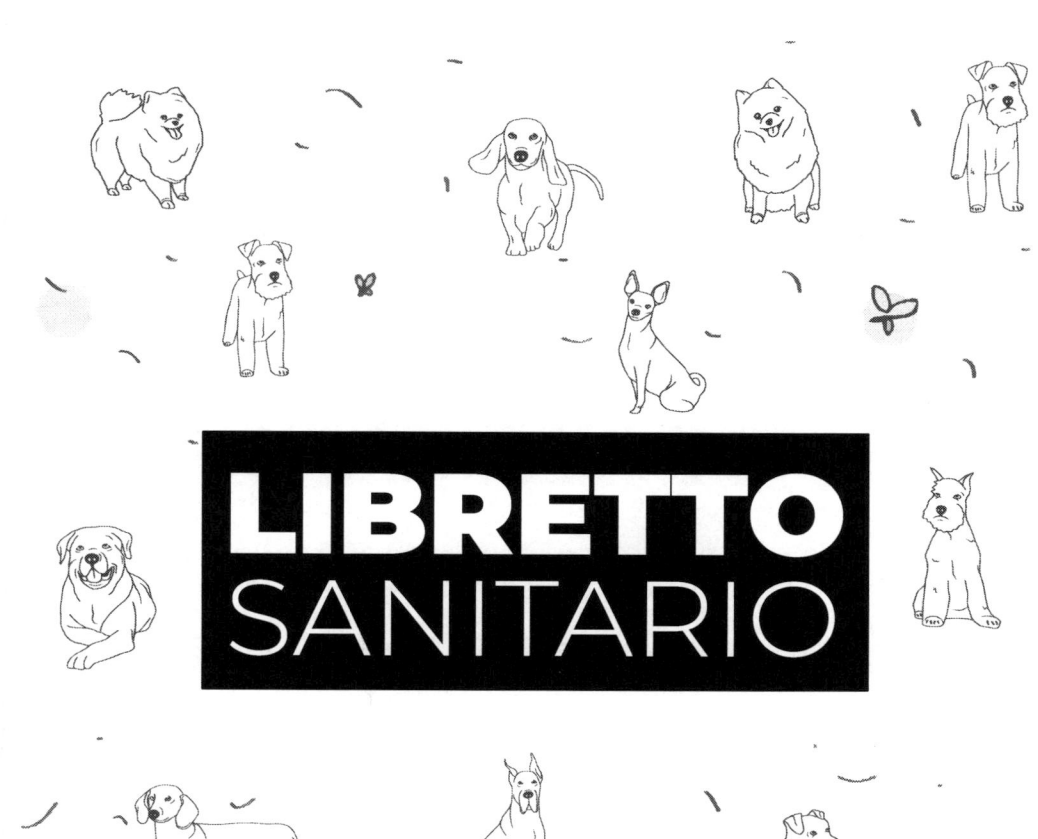

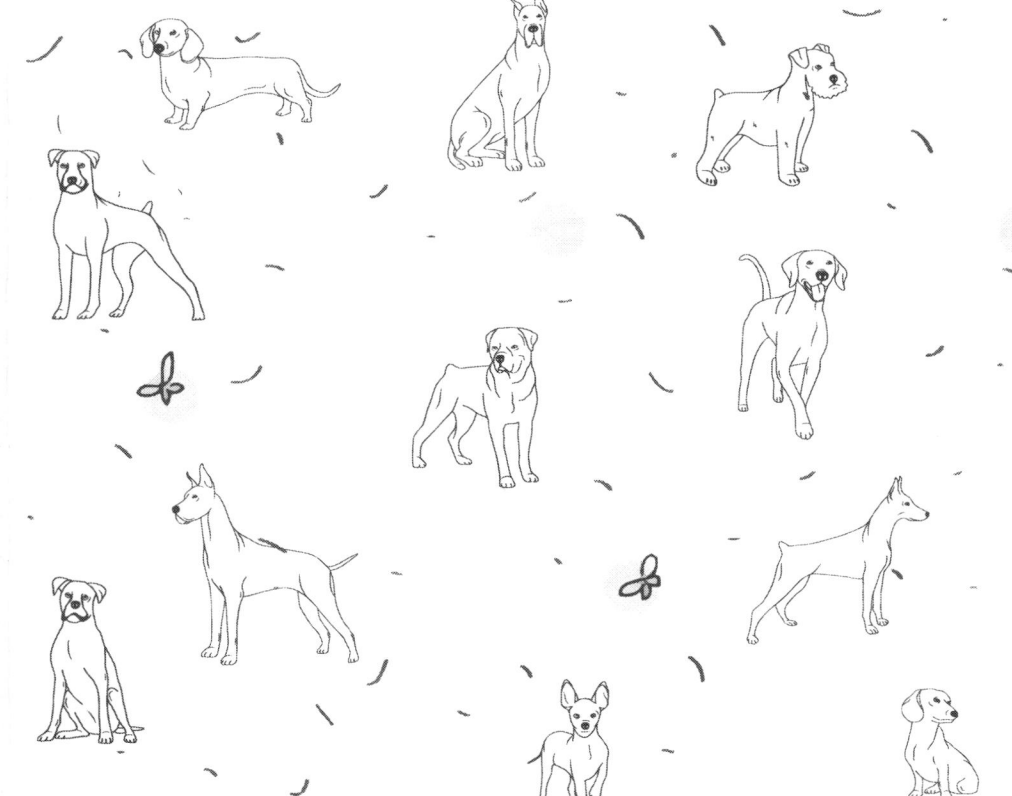

LIBRETTO SANITARIO

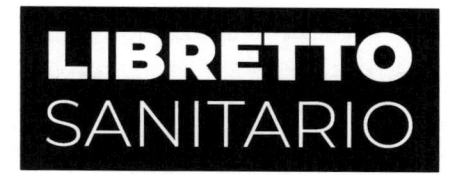

Sommario

RECORD DI IDENTITÀ
page 5 - 9

VACCINAZIONI
pagina 10 - 15

VERMIFUGHI
pagina 16 - 19

ALTEZZA E PESO
pagina 20 - 25

VISITE MEDICHE
pagina 26 - 99

EVENTI
pagina 100 - 121

Questo taccuino appartiene a

Nome : _____

Indirizzo : _____
_____

Tel : _____
Email : _____

Nome : _____

Indirizzo : _____
_____

Tel : _____
Email : _____

Il mio cane

Nome : _____ Razza : _____
Sesso : ___ M / F ___ Nato : _____
Mantello : _____ Occhi : _____
Tatuaggio / Chip n° : _____

Foto

VETERINARIO

Nome :

Indirizzo :

Tel :
Email :

VETERINARIO DI EMERGENZA

Nome :

Indirizzo :

Tel :
Email :

ALLEVATORE

Nome :

Indirizzo :

Tel :
Email :

GROOMER

Nome :

Indirizzo :

Tel :
Email :

PENSIONE

Nome :

Indirizzo :

Tel :
Email :

DOG SITTER

Nome :

Indirizzo :

Tel :
Email :

INFORMAZIONI MEDICHE

Peso/altezza : _____ **Castrato :** ___ SI / NO

Gruppo sanguigno : _____

Allergie : _____

Malattie : _____

Lesioni : _____

Segni di identificazione : _____

Informazioni sugli alimenti : _____

Appunti : _____

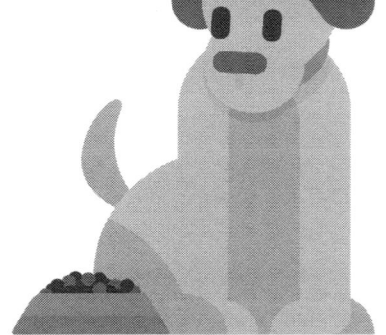

Pianificazione alimentare

| Quantità per pasto | | Cibo | |

Lunedì		
Pasto	Ora	Appunti
P. colazione		
Cena		

Martedì		
Pasto	Ora	Appunti
P. colazione		
Cena		

Mercoledì		
Pasto	Ora	Appunti
P. colazione		
Cena		

Giovedì		
Pasto	Ora	Appunti
P. colazione		
Cena		

Venerdì		
Pasto	Ora	Appunti
P. colazione		
Cena		

Sabato		
Pasto	Ora	Appunti
P. colazione		
Cena		

Domenica		
Pasto	Ora	Appunti
P. colazione		
Cena		

Trattare		
Pasto	Ora	Appunti
P. colazione		
Cena		

Appunti

ABITUDINI E FUNZIONAMENTO

ALIMENTAZIONE

Frequenza : _____

Marche / quantità : _____

_____

_____

PASSEGGIATE

Frequenza : _____

Durata : _____

_____

_____

Appunti : _____

_____

_____

_____

_____

_____

_____

Storia delle vaccinazioni

Data	Vaccino	Età	Veterinario	Prossima vaccinazione

Storia delle vaccinazioni

Data	Vaccino	Età	Veterinario	Prossima vaccinazione

Storia delle vaccinazioni

Data	Vaccino	Età	Veterinario	Prossima vaccinazione

Storia delle vaccinazioni

Data	Vaccino	Età	Veterinario	Prossima vaccinazione

Storia delle vaccinazioni

Data	Vaccino	Età	Veterinario	Prossima vaccinazione

Storia delle vaccinazioni

Data	Vaccino	Età	Veterinario	Prossima vaccinazione

VERMIFUGHI

Data	Vermifughi	Veterinario	Promemoria successivo

VERMIFUGHI

Data	Vermifughi	Veterinario	Promemoria successivo

VERMIFUGHI

Data	vermifughi	Veterinario	Promemoria successivo

VERMIFUGHI

Data	vermifughi	Veterinario	Promemoria successivo

Altezza e peso

Data	Formato	Peso	Osservazioni

Altezza e peso

Data	formato	Peso	Osservazioni

Altezza e peso

Data	formato	Peso	Osservazioni

Altezza e peso

Data	formato	Peso	Osservazioni

Altezza e peso

Data	formato	Peso	Osservazioni

Altezza e peso

Data	formato	Peso	Osservazioni

Visite mediche

Data

Veterinario

Nome :

Telefono :

Indirizzo :

Motivo della consultazione

Visite mediche

Diagnostico

Farmaci prescritti

Trattamento

Appunti

VISITE MEDICHE

DATA

VETERINARIO

NOME :

TELEFONO :

INDIRIZZO :

MOTIVO DELLA CONSULTAZIONE

Visite mediche

Diagnostico

Farmaci prescritti

Trattamento

Appunti

VISITE MEDICHE

DATA

VETERINARIO

NOME :

TELEFONO :

INDIRIZZO :

MOTIVO DELLA CONSULTAZIONE

Visite mediche

Diagnostico

Farmaci prescritti

Trattamento

Appunti

Visite mediche

Data

Veterinario

Nome :

Telefono :

Indirizzo :

Motivo della consultazione

Visite mediche

Diagnostico

Farmaci prescritti

Trattamento

Appunti

VISITE MEDICHE

DATA

VETERINARIO

NOME :

TELEFONO :

INDIRIZZO :

MOTIVO DELLA CONSULTAZIONE

Visite mediche

Diagnostico

Farmaci prescritti

Trattamento

Appunti

Visite mediche

Data

Veterinario

Nome :

Telefono :

Indirizzo :

Motivo della consultazione

Visite mediche

Diagnostico

Farmaci prescritti

Trattamento

Appunti

VISITE MEDICHE

DATA

VETERINARIO

NOME :

TELEFONO :

INDIRIZZO :

MOTIVO DELLA CONSULTAZIONE

Visite mediche

Diagnostico

Farmaci prescritti

Trattamento

Appunti

Visite mediche

Data

Veterinario

Nome :

Telefono :

Indirizzo :

Motivo della consultazione

Visite mediche

Diagnostico

Farmaci prescritti

Trattamento

Appunti

Visite mediche

Data

Veterinario

Nome :

Telefono :

Indirizzo :

Motivo della consultazione

Visite mediche

Diagnostico

Farmaci prescritti

Trattamento

Appunti

VISITE MEDICHE

DATA

VETERINARIO

NOME :

TELEFONO :

INDIRIZZO :

MOTIVO DELLA CONSULTAZIONE

Visite mediche

Diagnostico

Farmaci prescritti

Trattamento

Appunti

VISITE MEDICHE

DATA

VETERINARIO

NOME :

TELEFONO :

INDIRIZZO :

MOTIVO DELLA CONSULTAZIONE

Visite mediche

Diagnostico

Farmaci prescritti

Trattamento

Appunti

Visite mediche

Data

Veterinario

Nome :

Telefono :

Indirizzo :

Motivo della consultazione

Visite mediche

Diagnostico

Farmaci prescritti

Trattamento

Appunti

VISITE MEDICHE

DATA

VETERINARIO

NOME :

TELEFONO :

INDIRIZZO :

MOTIVO DELLA CONSULTAZIONE

Visite mediche

Diagnostico

Farmaci prescritti

Trattamento

Appunti

VISITE MEDICHE

DATA

VETERINARIO

NOME :

TELEFONO :

INDIRIZZO :

MOTIVO DELLA CONSULTAZIONE

Visite mediche

Diagnostico

Farmaci prescritti

Trattamento

Appunti

VISITE MEDICHE

DATA

VETERINARIO

NOME :

TELEFONO :

INDIRIZZO :

MOTIVO DELLA CONSULTAZIONE

Visite mediche

Diagnostico

Farmaci prescritti

Trattamento

Appunti

VISITE MEDICHE

DATA

VETERINARIO

NOME :

TELEFONO :

INDIRIZZO :

MOTIVO DELLA CONSULTAZIONE

Visite mediche

Diagnostico

Farmaci prescritti

Trattamento

Appunti

VISITE MEDICHE

DATA

VETERINARIO

NOME :

TELEFONO :

INDIRIZZO :

MOTIVO DELLA CONSULTAZIONE

Visite mediche

Diagnostico

Farmaci prescritti

Trattamento

Appunti

VISITE MEDICHE

DATA

VETERINARIO

NOME :

TELEFONO :

INDIRIZZO :

MOTIVO DELLA CONSULTAZIONE

VISITE MEDICHE

DIAGNOSTICO

FARMACI PRESCRITTI

TRATTAMENTO

APPUNTI

VISITE MEDICHE

DATA

VETERINARIO

NOME :

TELEFONO :

INDIRIZZO :

MOTIVO DELLA CONSULTAZIONE

VISITE MEDICHE

DIAGNOSTICO

FARMACI PRESCRITTI

TRATTAMENTO

APPUNTI

Visite mediche

Data

Veterinario

Nome :

Telefono :

Indirizzo :

Motivo della consultazione

Visite mediche

Diagnostico

Farmaci prescritti

Trattamento

Appunti

Visite mediche

Data

Veterinario

Nome :

Telefono :

Indirizzo :

Motivo della consultazione

Visite mediche

Diagnostico

Farmaci prescritti

Trattamento

Appunti

VISITE MEDICHE

DATA

VETERINARIO

NOME :

TELEFONO :

INDIRIZZO :

MOTIVO DELLA CONSULTAZIONE

VISITE MEDICHE

DIAGNOSTICO

FARMACI PRESCRITTI

TRATTAMENTO

APPUNTI

Visite mediche

Data

Veterinario

Nome :

Telefono :

Indirizzo :

Motivo della consultazione

Visite mediche

Diagnostico

Farmaci prescritti

Trattamento

Appunti

Visite mediche

Data

Veterinario

Nome :

Telefono :

Indirizzo :

Motivo della consultazione

Visite mediche

Diagnostico

Farmaci prescritti

Trattamento

Appunti

Visite mediche

Data

Veterinario

Nome :

Telefono :

Indirizzo :

Motivo della consultazione

Visite mediche

Diagnostico

Farmaci prescritti

Trattamento

Appunti

VISITE MEDICHE

DATA

VETERINARIO

NOME :

TELEFONO :

INDIRIZZO :

MOTIVO DELLA CONSULTAZIONE

Visite mediche

Diagnostico

Farmaci prescritti

Trattamento

Appunti

Visite mediche

Data

Veterinario

Nome :

Telefono :

Indirizzo :

Motivo della consultazione

Visite mediche

Diagnostico

Farmaci prescritti

Trattamento

Appunti

VISITE MEDICHE

DATA

VETERINARIO

NOME :

TELEFONO :

INDIRIZZO :

MOTIVO DELLA CONSULTAZIONE

Visite mediche

Diagnostico

Farmaci prescritti

Trattamento

Appunti

VISITE MEDICHE

DATA

VETERINARIO

NOME :

TELEFONO :

INDIRIZZO :

MOTIVO DELLA CONSULTAZIONE

Visite mediche

Diagnostico

Farmaci prescritti

Trattamento

Appunti

VISITE MEDICHE

DATA

VETERINARIO

NOME :

TELEFONO :

INDIRIZZO :

MOTIVO DELLA CONSULTAZIONE

Visite mediche

Diagnostico

Farmaci prescritti

Trattamento

Appunti

Visite mediche

Data

Veterinario

Nome :

Telefono :

Indirizzo :

Motivo della consultazione

Visite mediche

Diagnostico

Farmaci prescritti

Trattamento

Appunti

VISITE MEDICHE

DATA

VETERINARIO

NOME :

TELEFONO :

INDIRIZZO :

MOTIVO DELLA CONSULTAZIONE

VISITE MEDICHE

DIAGNOSTICO

FARMACI PRESCRITTI

TRATTAMENTO

APPUNTI

VISITE MEDICHE

DATA

VETERINARIO

NOME : _____

TELEFONO : _____

INDIRIZZO : _____

MOTIVO DELLA CONSULTAZIONE

Visite mediche

Diagnostico

Farmaci prescritti

Trattamento

Appunti

Visite mediche

Data

Veterinario

Nome :

Telefono :

Indirizzo :

Motivo della consultazione

Visite mediche

Diagnostico

Farmaci prescritti

Trattamento

Appunti

Visite mediche

Data

Veterinario

Nome :

Telefono :

Indirizzo :

Motivo della consultazione

Visite mediche

Diagnostico

Farmaci prescritti

Trattamento

Appunti

Visite mediche

Data

Veterinario

Nome :

Telefono :

Indirizzo :

Motivo della consultazione

Visite mediche

Diagnostico

Farmaci prescritti

Trattamento

Appunti

VISITE MEDICHE

DATA

VETERINARIO

NOME :

TELEFONO :

INDIRIZZO :

MOTIVO DELLA CONSULTAZIONE

Visite mediche

Diagnostico

Farmaci prescritti

Trattamento

Appunti

EVENTI

Data

Luogo

Appunti

EVENTI

DATA

LUOGO

APPUNTI

EVENTI

Data

Luogo

Appunti

EVENTI

DATA

LUOGO

APPUNTI

EVENTI

Data

Luogo

Appunti

EVENTI

DATA

LUOGO

APPUNTI

EVENTI

Data

Luogo

Appunti

EVENTI

Data

Luogo

Appunti

EVENTI

Data

luogo

Appunti

EVENTI

DATA

LUOGO

APPUNTI

EVENTI

Data

Luogo

Appunti

EVENTI

Data

Luogo

Appunti

EVENTI

DATA

LUOGO

APPUNTI

EVENTI

DATA

LUOGO

APPUNTI

EVENTI

DATA

LUOGO

APPUNTI

EVENTI

Data

Luogo

Appunti

EVENTI

Data

Luogo

Appunti

EVENTI

DATA

LUOGO

APPUNTI

EVENTI

DATA

LUOGO

APPUNTI

EVENTI

DATA

LUOGO

APPUNTI

EVENTI

DATA

LUOGO

APPUNTI

EVENTI

DATA

LUOGO

APPUNTI

Printed in Poland
by Amazon Fulfillment
Poland Sp. z o.o., Wrocław
12 August 2023

697eecac-8c64-4e37-b5ff-ed5903660f2bR01